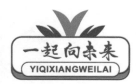

一起向未来 YIQIXIANGWEILAI

中医药文化系列丛书

下册

"绘算"本草纲目

HUI SUAN
BEN CAO GANG MU

小学一年级适用

U0129930

+ 方鸿琴 — 主编

全国百佳图书出版单位
中国中医药出版社
·北 京·

图书在版编目（CIP）数据

"绘算"本草纲目：上下册 / 方鸿琴主编 . –– 北京：
中国中医药出版社，2024.3
（"一起向未来"中医药文化系列丛书）
ISBN 978–7–5132–8661–9

Ⅰ . ①绘… Ⅱ . ①方… Ⅲ . ①速算—小学—教学参考
资料②中国医药学—文化—小学—教学参考资料 Ⅳ .
① G624.563 ② G624.93

中国国家版本馆 CIP 数据核字（2024）第 053218 号

中国中医药出版社出版
北京经济技术开发区科创十三街 31 号院二区 8 号楼
邮政编码　100176
传真　010–64405721
北京盛通印刷股份有限公司印刷
各地新华书店经销

开本 787×1092　1/16　印张 9　字数 67 千字
2024 年 3 月第 1 版　2024 年 3 月第 1 次印刷
书号　ISBN 978 – 7 – 5132 – 8661 – 9

定价　58.00 元
网址　www.cptcm.com

服 务 热 线　010–64405510
购 书 热 线　010–89535836
维 权 打 假　010–64405753

微信服务号　zgzyycbs
微商城网址　https://kdt.im/LIdUGr
官 方 微 博　http://e.weibo.com/cptcm
天猫旗舰店网址　https://zgzyycbs.tmall.com

如有印装质量问题请与本社出版部联系（010–64405510）

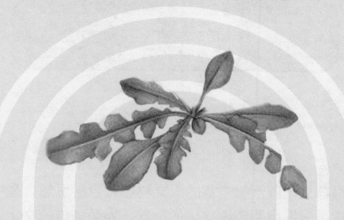

《"绘算"本草纲目》
编委会

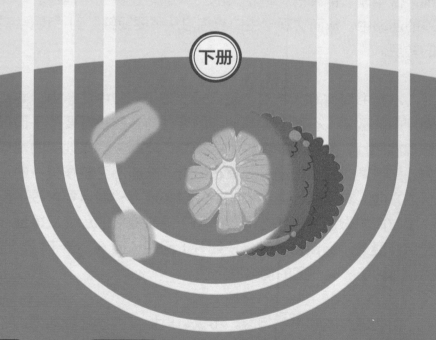

下册

主编	执行主编	副主编	编委
		（按姓氏笔画排序）	（按姓氏笔画排序）
方鸿琴	孙玮玮	冯　云	王文娟
		李红艳	王玉珊
		张　新	从　婕
		邵清漪	代言仁
			范振亚
			黄　毅

序章

中医药文化蕴含着丰富的人文科学和哲学思想，是中华民族的瑰宝，更是优秀传统文化的精粹。为弘扬传统文化，传播中医药知识，我们将数学、绘画、中草药知识相结合形成了一套趣味数学练习丛书。

这套书有别于市面上的口算练习册，因为我们提倡"玩中练，做中学"的理念，把枯燥的口算练习迁移到可描绘、可实践的活动中，从而实现学生口算练习从"要我练"到"我要练"的转型。

本套书具有5大特点：题目需要孩子们集中注意力，寻找图片中的数字，有助于提高他们的专注力；题目需要孩子们仔细观察图片，找出隐藏在其中的细节，有助于提高他们的观察力；题目要求孩子们通过观察和分析，推断出隐藏在其中的形状或方向，有助于提高他们的空间感知能力；题目要求孩子们在短时间内做出判断和选择，有助于提高他们的思维敏捷性；题目需要孩子们保持冷静，仔细分析问题，而不是急于做出选择，有助于提高他们的情绪稳定性。

相信通过本套书的练习，不仅可以提高数学口算能力，还能扩充汉字的学习，同时增强学生的健康知识。

编者

2024 年 3 月

目 录

虫、介、禽、鳞部本草

草部本草

示 范

第一组	第二组	第三组	第四组
24＋2＝	30－8＝	41－30＝	28－20－2＝
70＋(8－6)＝	50－(20＋20)＝	88＋7＝	44＋3＝
62－3＝	45－9＝	72－3＝	45－9＝
30－9＝	65－8＝	15＋5＋6＝	86－80－1＝
36＋4＋8＝	20－(88－80)＝	33－30＋15＝	92－5＝
88－9＝	60＋2－4＝	30＋6＋10＝	45－10＝
58－6－10＝	12＋(20＋60)＝	15－(10＋2)＝	
10＋(10＋2)＝	41－30＝	35－30＋1＝	

答题步骤：

❶ 根据左边算式算出正确答案，并在右图中找到相应的点。

注意：右图中答案颜色一定要与左边题目颜色相同呦！

❷ 将找到的点依次连线。

❸ 在田字格中描出相应汉字。

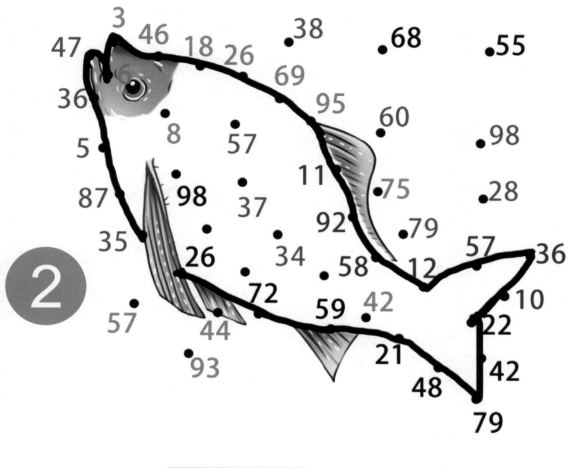

2

3

jì　　yú

鲫　鱼

shí yòng jì yú yì yú xiāo huà xī shōu　　jiàn pí
食 用 鲫 鱼 易 于 消 化 吸 收 ， 健 脾

lì shī　　hé zhōng kāi wèi　　jù yǒu jiào qiáng de
利 湿 ， 和 中 开 胃 ， 具 有 较 强 的

zī bǔ zuò yòng
滋 补 作 用 。

菜部本草

第一组	第二组	第三组	第四组
$58+20=$	$22-4=$	$50-1=$	$37+7=$
$41+7=$	$18+4=$	$90-60=$	$61+5=$
$99-3=$	$51-7=$	$2+16=$	$50-3=$
$29+7=$	$3+85=$	$50-40=$	$99-1=$
$92-8=$	$81-9=$	$22-5=$	$75+10=$
$23-7=$	$45+5=$	$17+3=$	$97-90=$
$47+5=$	$90-50=$	$49+6=$	$16+9=$
$34+10=$	$5+44=$		

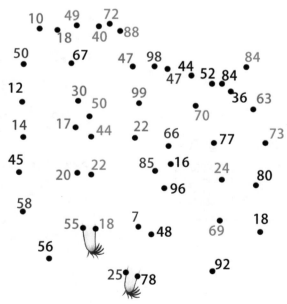

dà cōng

大 葱

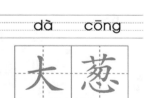

yǒu cì jī jī tǐ xiāo huà yè fēn mì de zuò yòng néng gòu
有 刺 激 机 体 消 化 液 分 泌 的 作 用 ， 能 够

jiàn pí kāi wèi zēng jìn shí yù
健 脾 开 胃 ， 增 进 食 欲 。

第一组	第二组	第三组	第四组
4+8=	30−8=	9+3=	18+9=
80+8=	29+7=	22+60=	38+20=
22−8=	8+3=	40+40=	69−5=
7+51=	10+15=	2+69=	30+47=
51−4=	80+5=	80−1=	50−8=
42+50=	46+3=	77+0=	48−9=
5+64=	23+8=		23−4=
19+3=	97−70=		8+4=

dōng guā

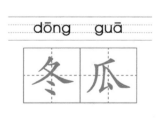

冬 瓜

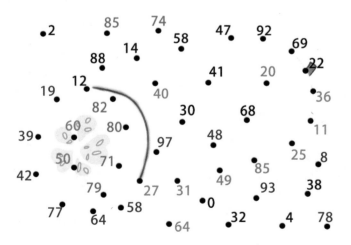

qí yǒu xiào chéng fèn kě fáng zhǐ rén tǐ nèi zhī fáng duī jī
其 有 效 成 分 可 防 止 人 体 内 脂 肪 堆 积 ，
jù yǒu jiǎn féi jiàng zhī měi róng de gōng xiào
具 有 减 肥 、 降 脂 、 美 容 的 功 效 。

第一组	第二组	第三组	第四组
5+50=	60-5=	4+51=	88-9=
59+9=	21-3=	85-80=	53+5=
65+7=	18+8=	2+58=	62-50=
52+7=	63-60=	91-4=	27+9=
50-2=	13-7=	92+6=	60-50=
18+80=	58-50=	33-5=	3+54=
85-6=	39+40=	72-60=	83+9=
		73+6=	62-7=

kǔ guā

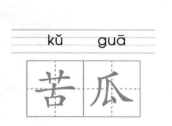

苦 瓜

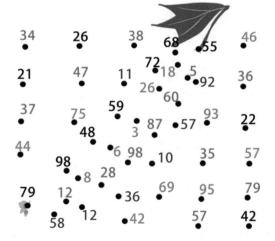

jīng cháng shí yòng kǔ guā néng zēng qiáng jī tǐ miǎn yì lì cù
经 常 食 用 苦 瓜 能 增 强 机 体 免 疫 力 , 促

jìn pí fū xīn chén dài xiè shǐ jī fū xì nì guāng huá ér
进 皮 肤 新 陈 代 谢 , 使 肌 肤 细 腻 光 滑 而

yǒu tán xìng
有 弹 性 。

第一组	第二组	第三组	第四组
15+6+10=	17+4+8=	73-8-10=	20+17+6=
39+2-4=	2+40+6=	10+9+9=	30+60-3=
62-4+5=	80-5-50=	3+60+3=	61+8-8=
10+39+10=	20+70+3=	55+10+6=	41-2-4=
31-2+6=	54-50+82=	49+10-10=	40-1+7=
12+8+2=	63+2+7=	9+20-3=	19+5-20=
30-7+6=	80-20-10=	44-40+6=	2+59+8=
	25+5+9=	19+4+20=	

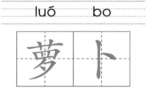

luó　bo

萝卜

zì gǔ yǒu 　 dōng chī luó bo xià chī
自古有"冬吃萝卜夏吃

jiāng yì nián sì jì bǎo ān kāng 　 de shuō fǎ 　 luó bo
姜，一年四季保安康"的说法。萝卜

yǒu jiàng dī xuè zhī ruǎn huà xuè guǎn jiàng xuè yā de zuò
有降低血脂、软化血管、降血压的作

yòng kě yù fáng guān xīn bìng dòng mài yìng huà děng jí bìng
用，可预防冠心病、动脉硬化等疾病。

第一组

$60-50-5=$

$9+9+2=$

$68-(50-40)=$

$71+6-8=$

$78+(12+8)=$

$13-6+70=$

$20+(77-8)=$

$18+9+60=$

$55-(32+8)=$

第二组

$6+9+14=$

$25+7-10=$

$33-4-10=$

$53-(43+7)=$

第三组

$30+(19+3)=$

$32-(11+9)=$

$61-8-20=$

$20+8+19=$

$47-(7+23)=$

$20+30-1=$

$31+8-30=$

第四组

$5+28-30=$

$12-2-8=$

$21+20+9=$

$61-7+5=$

$24+7-10=$

$22+8+50=$

$41-3+30=$

$20+(19+5)=$

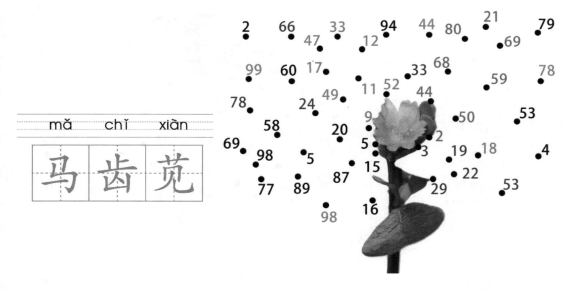

mǎ chǐ xiàn

马 齿 苋

cháng chī mǎ chǐ xiàn yǒu míng mù jiě dú xiāo zhǒng de

常 吃 马 齿 苋 有 明 目 、 解 毒 、 消 肿 的

gōng xiào

功 效 。

第一组	第二组	第三组	第四组
19+4+70=	49+2+7=	50-20-5=	28+3+40=
55+8+8=	20+23+5=	40+39+6=	35+40+5=
31-2+40=	10+19+4=	19+4+20=	52-9+40=
60+(32-8)=	43-7+30=	85+6-9=	49-7+20=
5+40+50=	23+(25+5)=	58+5+30=	50+(19+6)=
30+(43-8)=	21-1+5=	20+(32-4)=	75-7+20=
60-(11-9)=	48+5+40=	19+8+10=	70-30-5=
		13+7+38=	26+26+6=

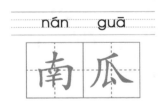

nán guā

南 瓜

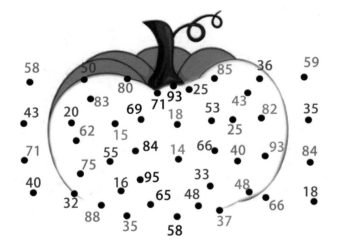

cháng chī nán guā yǒu zhù yú fáng zhì táng niào bìng nán guā hán
常 吃 南 瓜 有 助 于 防 治 糖 尿 病 。 南 瓜 含
yǒu guǒ jiāo kě yán huǎn cháng dào duì táng hé zhī zhì de xī
有 果 胶 ， 可 延 缓 肠 道 对 糖 和 脂 质 的 吸
shōu yǒu jiǎn féi gōng xiào
收 ， 有 减 肥 功 效 。

第一组

39−2+50＝

28+（11+9）＝

10+20−8＝

30−9−2＝

37+6+10＝

19+3+6＝

5+90＝

第二组

35+20+40＝

57+3−35＝

11+4＝

79+7＝

63−9+20＝

48+3+8＝

18+9＝

26+7＝

第三组

55+8+4＝

45+7−3＝

55+20−20＝

17+8＝

45+6+10＝

45+5+10＝

88+6＝

91−3＝

第四组

82+6＝

7+7+60＝

53+5+6＝

32+8+9＝

30+30−9＝

51+9−2＝

35+40+4＝

qié   zi

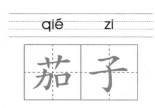

茄 子

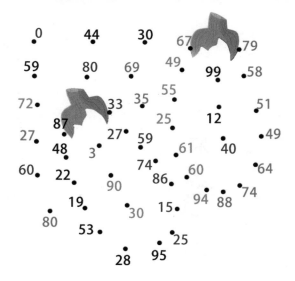

yǒu qīng rè jiě dú   huó xuè sàn yū de gōng xiào   duì yú
有 清 热 解 毒 、 活 血 散 瘀 的 功 效 。 对 于

fáng zhì gāo xuè yā   dòng mài yìng huà yǒu yí dìng de zuò yòng
防 治 高 血 压 、 动 脉 硬 化 有 一 定 的 作 用 。

第一组	第二组	第三组	第四组
48＋10＝	30－3＝	29＋40＝	90－2＝
29＋8＝	100－90＝	65＋7＝	72＋7＝
79－60＝	5＋73＝	90－9＝	19＋9＝
39＋8＝	72－8＝	28＋9＝	41－8＝
35＋20＝	49＋2＝	35＋5＝	90－6＝
4＋83＝	0＋19＝	65－5＝	87＋6＝
58＋40＝	41－5＝	3＋85＝	38＋20＝
18＋9＝	61＋8＝		

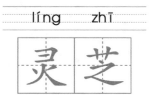

líng zhī

灵 芝

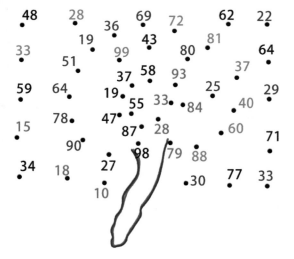

jù yǒu qīng fèi rè yǎng wèi yīn zī shèn shuǐ yì qì
具 有 清 肺 热 、 养 胃 阴 、 滋 肾 水 、 益 气
huó xuè bǔ nǎo qiáng xīn de gōng xiào
活 血 、 补 脑 强 心 的 功 效 。

第一组	第二组	第三组	第四组
$57+8-40=$	$90-2=$	$23-5=$	$70-7=$
$27+3+9=$	$27-9=$	$72+20=$	$17+5+7=$
$60+29+9=$	$36+7+9=$	$25+5+45=$	$37+7=$
$19+8+50=$	$43+6-7=$	$37+4=$	$70-20=$
$38+(14+6)=$	$25+7+4=$	$16+9=$	$19+10+9=$
$33-7=$	$72+9-4=$	$79-6-40=$	$21-6=$
$58+30=$	$7+36+20=$	$38+7+7=$	$60+2-6=$
$31-3+20=$	$40+26-10=$		
$8+17=$	$27+5+7=$		

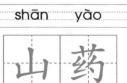

shān　yào

山药

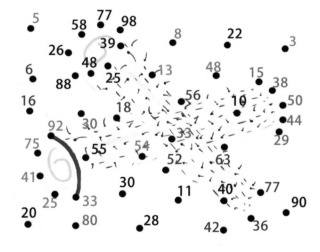

qí　yǒu　xiào　chéng　fēn　yǒu　jiàng　xuè　táng　　tiáo　jié　xuè　zhī　　zēng
其 有 效 成 分 有 降 血 糖 、 调 节 血 脂 、 增

qiáng　jī　tǐ　miǎn　yì　lì　de　zuò　yòng　　zuì　shì　yí　lǎo　nián　rén
强 机 体 免 疫 力 的 作 用 ， 最 适 宜 老 年 人

jí　shēn　tǐ　xū　ruò　zhě　shí　yòng
及 身 体 虚 弱 者 食 用 。

第一组	第二组	第三组	第四组
$60+6-8=$	$23-4+1=$	$23+7+50=$	$16+8+20=$
$55+9+5=$	$55-8=$	$44+6+18=$	$28-9-7=$
$75+4+8=$	$32+7-6=$	$17+4=$	$75-70=$
$60+30+8=$	$82-70=$	$76-7=$	$56-50-3=$
$65+6+6=$	$33+7+9=$	$55-5=$	$21-9+2=$
$90-1=$	$61-9=$	$61-8+6=$	$36-7-10=$
$35-5-10=$	$43+6+9=$	$31+8+5=$	$17+5=$
			$19+10=$
			$97-20+3=$

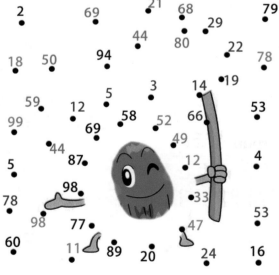

yù　　tou

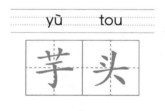

shì liàng shí yòng yù tou kě shǐ pí fū rùn zé tóng shí tí
适量食用芋头可使皮肤润泽，同时提

gāo jī tǐ de miǎn yì lì qí hán yǒu jiào gāo liàng de fú
高机体的免疫力。其含有较高量的氟，

yǒu jié chǐ gù chǐ fáng qǔ de zuò yòng
有洁齿固齿、防龋的作用。

第一组	第二组	第三组	第四组
28+50=	2+76+20=	88-8-8=	36+8+9=
56+5=	32-9-2=	43+4+9=	14+7=
22-8=	27-9=	45+5+40=	61-9=
44+4=	41-4=	91-8=	33+7+3=
52-30=	2+64=	62-3=	45-8-4=
45+5+48=	75-40-6=	36+6=	11-3+6=
	38+6=	55+20=	
	99-8=	30+30=	
	2+70=	66-7-6=	

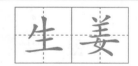

shēng jiāng

生 姜

yǒu kàng jūn　　　kàng ái　　yǐ jí
有 抗 菌 、 抗 癌 , 以 及

kàng yǎng huà　　kàng shuāi lǎo zuò yòng　　qí tè yǒu de　　jiāng
抗 氧 化 、 抗 衰 老 作 用 , 其 特 有 的 " 姜

là sù　 "　néng yǒu xiào zhì liáo yīn guò shí hán liáng shí wù ér
辣 素 " 能 有 效 治 疗 因 过 食 寒 凉 食 物 而

yǐn qǐ de fù zhàng　　fù tòng　　fù xiè　　ǒu tù děng zhèng
引 起 的 腹 胀 、 腹 痛 、 腹 泻 、 呕 吐 等 症 。

第一组	第二组	第三组	第四组
$80-60=$	$44-7=$	$66+6=$	$55+30=$
$4+60=$	$63+5=$	$35+6-30=$	$3+33=$
$47+6=$	$50-5=$	$45+8+3=$	$70-30=$
$80-8=$	$46-7=$	$60-6+7=$	$60-7=$
$71-60=$	$40-5+50=$	$18+6=$	$83-9=$
$17+5+7=$	$59+8=$	$35-6=$	$23+70=$
$54-5-8=$	$76+7+10=$		
$10+19+8=$	$78-50-6=$		
	$97-90=$		
	$25-5=$		

sī guā

丝 瓜

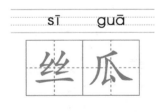

14　16　12　17　64　20　10　19

39　56　30　53　22　7　83　98

51　11　72　93　74　53　18

56　67

61　11　9　36　40

10　24　29　85　15　6　11

41　37　39

78　45　49　35　85

68

qí wéi shēng sù　c　hán liàng jiào gāo　　kě yòng yú fáng zhì huài
其 维 生 素 C 含 量 较 高， 可 用 于 防 治 坏

xuè bìng　　yù fáng gè zhǒng wéi shēng sù　c　quē fá zhèng
血 病， 预 防 各 种 维 生 素 C 缺 乏 症。

第一组	第二组	第三组	第四组
21＋60＋7＝	97－20＝	95－5＝	2＋48＝
16＋28＋7＝	53＋6＝	5＋52＝	8＋75＝
2＋42＝	35＋50＋2＝	71－3＝	70－6＝
30－2＝	63－30＝	3＋71＝	40＋8＝
76＋8＝	24－8＋70＝	78＋7＝	43－4＝
70－4＝	54＋20＝	3＋66＝	70－50－2＝
	59＋7＝	70－20＝	65－50＝
	74－7＝		73－4＝
	94－10＝		

zhú　sǔn

竹 笋

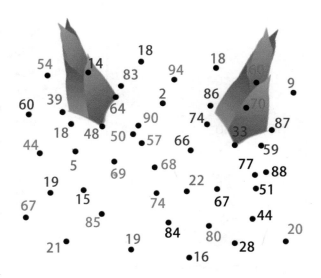

jīng cháng shí yòng zhú sǔn kě zēng qiáng jī tǐ de miǎn yì lì
经 常 食 用 竹 笋 可 增 强 机 体 的 免 疫 力 ，
duì xiāo huà bù liáng yǒu yí dìng zuò yòng
对 消 化 不 良 有 一 定 作 用 。

第一组	第二组	第三组
20−5=	32+40=	88−40−4=
3+55=	65+6=	23−4=
35+60=	51+9=	46+6=
81−3=	65−10=	2+69=
50−2=	27+5=	86−20=
4+65=	84+9=	59−7=
19+9=	2+84=	44+5=
4+16=	80−3=	34+6=
42−7=	56+10=	95−6=
38+6=	45+5=	78+2=

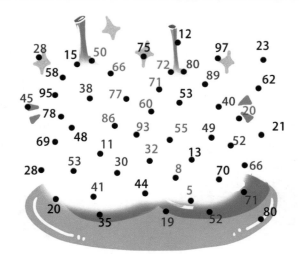

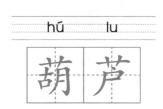

hú   lu

葫　芦

néng zēng qiáng shēn tǐ miǎn yì lì   yǒu jiàng dī xuè táng de gōng
能　增　强　身　体　免　疫　力　，　有　降　低　血　糖　的　功

xiào   shì yí yú shēn tǐ xū ruò de lǎo nián rén jí táng niào
效　，　适　宜　于　身　体　虚　弱　的　老　年　人　及　糖　尿

bìng huàn zhě shí yòng
病　患　者　食　用　。

第一组

49+8 =

74-6 =

5+72 =

99-50 =

43-5 =

20-4 =

44-7 =

3+95 =

79+3 =

第二组

23-7 =

29+6 =

30+19 =

67-6 =

4+66 =

76+6 =

89+5 =

73-6 =

49-5 =

53-4 =

第三组

5+33 =

17+4 =

55+4 =

97-60 =

45+6 =

75-6 =

19+9 =

80-2 =

5+84 =

67-8 =

dà suàn

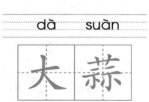

大 蒜

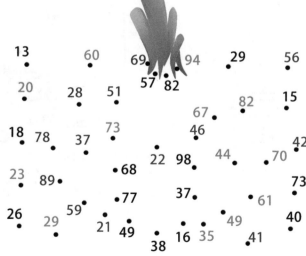

jù yǒu shā jūn hé kàng jūn de xiāo yán zuò yòng hái kě pái
具 有 杀 菌 和 抗 菌 的 消 炎 作 用 ， 还 可 排

dú qīng cháng yù fáng cháng wèi jí bìng
毒 清 肠 ， 预 防 肠 胃 疾 病 。

果部本草

第一组	第二组	第三组	第四组
$55+3=$	$49-7=$	$45+7=$	$5+42=$
$68+20=$	$42-30=$	$72+9=$	$34-20=$
$54-6=$	$37+7=$	$87+6=$	$38+8=$
$75-60=$	$24+40=$	$19+9=$	$3+17=$
$86+4=$	$86-70=$	$70+27=$	$21-3=$
$81-3=$	$56+6=$	$69-7=$	$15+20=$
$50+30=$	$8+80=$	$60-5=$	$90-9=$
$35+7=$		$39+8=$	

zǎo

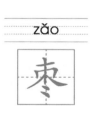

枣

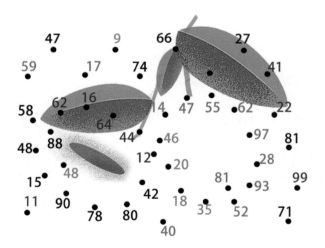

yǒu yǎng wèi　　jiàn pí　　yì xuè　　zī bǔ　　qiáng shēn

有 养 胃 、 健 脾 、 益 血 、 滋 补 、 强 身

zhī xiào

之 效 。

第一组	第二组	第三组	第四组
68＋6＝	65－7＝	23－5＝	65－30＝
70－4＝	42－30＝	9＋11＝	54＋8＝
18＋9＝	39＋5＝	52－6＝	99－6＝
90－3＝	70－6＝	51－3＝	77＋4＝
70＋8＝	56＋6＝	74－60＝	56－4＝
87＋3＝	19－3＝	92－90＝	31－3＝
65－50＝	54＋20＝	24－9＝	38－20＝
5＋53＝		7＋28＝	

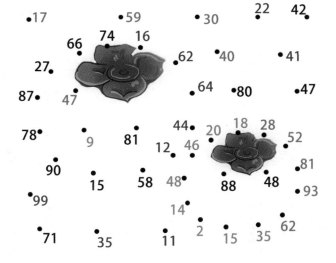

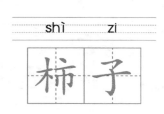

shì zi

柿 子

néng zhǐ xuè rùn biàn　　huǎn hé zhì jí zhǒng tòng　　jiàng xuè yā
能 止 血 润 便 ，　缓 和 痔 疾 肿 痛 ，　降 血 压 。

shì bǐng kě yǐ rùn pí bǔ wèi　　rùn fèi zhǐ xuè
柿 饼 可 以 润 脾 补 胃 ，　润 肺 止 血 。

第一组	第二组	第三组	第四组
50－2＝	51－9＝	57＋5＝	63＋30＝
78＋2＋8＝	38＋6＝	63－8＝	17＋3＝
66－6－2＝	9＋26＝	49－2＝	41－6＝
46＋4＋40＝	33＋8＝	76＋5＝	22－8＝
98－20＝	46－30＝	60－8＝	6＋40＝
33－6＝	58＋4＝	38＋2＝	23－5＝
24－9＝	70－6＝	86＋7＝	5＋57＝
36＋6＝	41＋7＝		

lí

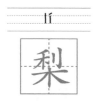

梨

48　64　97　74　87　11
88
58　62　28　81　80
90　16　59　62　18
15　41　55
78　17　47
30　9　35　81　46
27　44　52　66　71
22　15　42　47　12　14
40
48　99　2　93　20　35

lí bèi chēng wéi　　bǎi guǒ zhī zōng
梨 被 称 为 " 百 果 之 宗 " 。

lí néng zēng jìn shí yù　　bāng zhù xiāo huà　　duì qì guǎn yán
梨 能 增 进 食 欲 ， 帮 助 消 化 ， 对 气 管 炎

hé shàng hū xī dào gǎn rǎn suǒ chǎn shēng de yān hóu gān zào yǎng
和 上 呼 吸 道 感 染 所 产 生 的 咽 喉 干 燥 痒

tòng　　gān ké jí fán kě děng jūn yǒu liáo xiào
痛 、 干 咳 及 烦 渴 等 均 有 疗 效 。

第一组

50＋31＝

30＋60＝

56－6－8＝

4＋70＋4＝

45＋6＋7＝

34＋7＋7＝

76－40－9＝

30＋3＋48＝

第二组

69＋3＋6＝

77－8－5＝

69＋7－60＝

77－3－30＝

12－8＋8＝

20＋（8＋7）＝

76－50－4＝

68＋8＋2＝

第三组

35＋9＝

66＋7＋20＝

34－6＝

48＋4＝

36＋30－4＝

8＋17＋5＝

51－9－30＝

第四组

72－4－40＝

28－10＋2＝

56－30－8＝

60－20－5＝

76－60－2＝

21＋30－5＝

5＋57＝

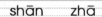

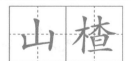

81 27 48

90 2 59 80

58

78 22 40 15

42 55

35

97 64 12 88 9

16 44 30

48 71 62 87

93 62 46

52 66 17

15

28 14

47

47 20 35 81 74

11 18

41 99

yǒu zhù xiāo huà　　jiàng xuè zhī de zuò yòng　　hái

有 助 消 化 、 降 血 脂 的 作 用 ， 还

duì xīn xuè guǎn xì tǒng yǒu yí dìng de bǎo hù zuò yòng

对 心 血 管 系 统 有 一 定 的 保 护 作 用 。

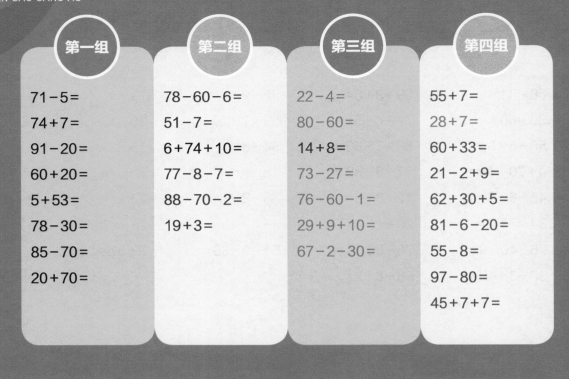

第一组

71−5=

74+7=

91−20=

60+20=

5+53=

78−30=

85−70=

20+70=

第二组

78−60−6=

51−7=

6+74+10=

77−8−7=

88−70−2=

19+3=

第三组

22−4=

80−60=

14+8=

73−27=

76−60−1=

29+9+10=

67−2−30=

第四组

55+7=

28+7=

60+33=

21−2+9=

62+30+5=

81−6−20=

55−8=

97−80=

45+7+7=

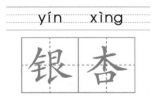

yín xìng

银 杏

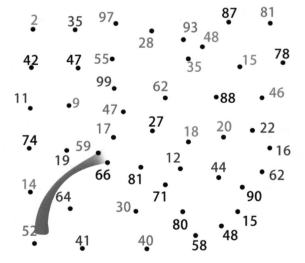

jù yǒu yì zhì zhēn jūn kàng guò mǐn tōng chàng xuè guǎn
具 有 抑 制 真 菌 、 抗 过 敏 、 通 畅 血 管 、

yán huǎn lǎo nián rén dà nǎo shuāi lǎo zēng qiáng jì yì néng lì
延 缓 老 年 人 大 脑 衰 老 、 增 强 记 忆 能 力

děng gōng xiào
等 功 效 。

第一组	第二组	第三组	第四组
81−3=	31−4+20=	70−2−4=	19+9=
65+6=	66+6−60=	25−20+9=	56+4+37=
70−4=	13−4+7=	24+30−8=	78−20−3=
26+4+50=	61−7−10=	82−7−40=	21−2−2=
75−(53+7)=	7+50+5=	55+5−40=	16+9+5=
34+7+7=	76−8−4=	2+(25−9)=	20+23+4=
60+30−2=	44+7−40=	20−4+12=	54+8+4=
61−6−8=	50−8−7=		

yē zi

椰 子

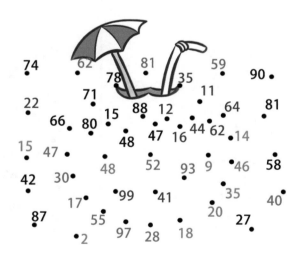

yǒu bǔ xū qiáng zhuàng yì qì qū fēng xiāo gān shā chóng de
有 补 虚 强 壮 、 益 气 祛 风 、 消 疳 杀 虫 的

gōng xiào
功 效 。

第一组

20＋19＋3＝
61－5－9＝
5＋50＋23＝
5＋42＋40＝
55－40＝
56＋4＋20＝
23＋8＋40＝
50＋42－4＝
56－8＝

第二组

3＋15＋30＝
60＋30＋9＝
7＋34＝
14＋8＝
49－6－8＝
65－3－50＝
88－70－7＝

第三组

18－9＋2＝
12＋8＝
20＋26＝
78－60＝
76－40－1＝
45－（25＋5）＝
20＋（31－3）＝

第四组

30＋9＋9＝
74－8－4＝
4＋29－5＝
3＋64＋30＝
65－3－20＝
12＋8＋10＝
55－40－4＝

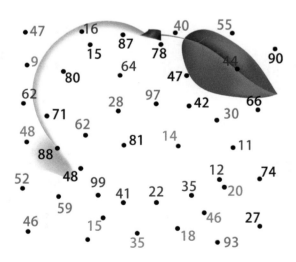

xìng

杏

qí yíng yǎng fēng fù   fù hán wéi shēng sù jí duō zhǒng wēi liàng
其 营 养 丰 富， 富 含 维 生 素 及 多 种 微 量

yuán sù   duì shē tǐ yǒu yí dìng de zī bǔ zuò yòng
元 素， 对 身 体 有 一 定 的 滋 补 作 用 。

第一组	第二组	第三组	第四组
66+5=	34+7+40=	35−(13+7)=	24+70+3=
90−2=	28−7+20=	22+5+8=	18+5+7=
66+8=	9+13=	13+7−2=	75+6=
46+20=	22+70+7=	51−30−7=	23+7+10=
33+5+9=	55−4−7=	92−90=	16−8+9=
3+69+6=	42−8+30=	37+8+3=	20+31−4=
42+(15−9)=	48−40+8=	99−90=	66−7=
66+8+7=	48+7+7=		

cǎo méi

草莓

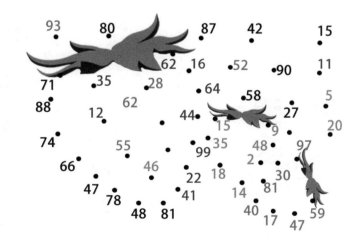

yǒu qīng shǔ jiě rè   shēng jīn zhǐ kě   lì yān zhǐ ké
有 清 暑 解 热 、 生 津 止 渴 、 利 咽 止 咳 、

jiàn wèi xiāo shí de gōng xiào
健 胃 消 食 的 功 效 。

第一组	第二组	第三组	第四组
$44-10+13=$	$23-4+8=$	$17-8-7=$	$47+8-40=$
$30+(51-7)=$	$82-(30+40)=$	$35-9+20=$	$71-9=$
$8+70+3=$	$71-7=$	$27-9+2=$	$45+8+40=$
$61-4+30=$	$39+5=$	$9+12-7=$	$8+30+14=$
$50+(3+18)=$	$17+9+9=$	$70-30-5=$	$72+9=$
$65+9-8=$	$12-4+8=$	$44-6+10=$	$29+5-6=$
$50-20-3=$	$66+4-8=$	$11-2+6=$	$23+7+67=$
	$28+10+9=$		$56-50-4=$

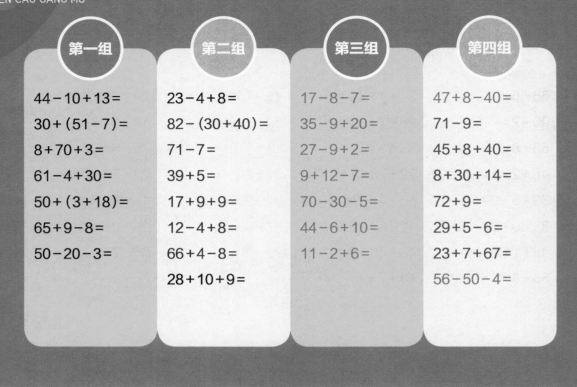

mù guā

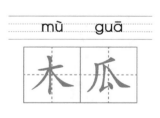

shí yòng mù guā yǒu jiàn wèi xiāo shí de gōng xiào yǒu zēng qiáng
食用木瓜有健胃消食的功效；有增强
miǎn yì lì yán huǎn shuāi lǎo měi róng yǎng yán de xiào guǒ
免疫力、延缓衰老、美容养颜的效果。

第一组

80-18=

35-20=

95-8=

50+31-3=

55-8=

35+7=

61+(5+15)=

34-6+20=

62+20+6=

39+40-5=

72-6=

第二组

27+9+30=

7+42-8=

12+9+1=

9+90=

70-(10-2)=

24+20=

77-9-4=

第三组

55+2+9=

90-(12-3)=

19+9=

55+7=

57+40=

70-40=

19+40-7=

第四组

70-4=

65+9=

71+7-60=

20+18+8=

47+3-30=

45+6-9=

lóng yǎn

龙 眼

93　2　52　30　27　80

44　64　97　16　47

62　71　14　48　15　87　78

99　17　62　47

40　28　42

59　81

22　66　81

55　41　74　88　48　20

58　90　18　46

shì zī bǔ jiā pǐn　qí yíng yǎng jià zhí fēi cháng gāo　cháng
是 滋 补 佳 品 ， 其 营 养 价 值 非 常 高 ， 长

qī shí yòng yǒu zhuàng yáng yì qì　bǔ yì xīn pí　yǎng xuè
期 食 用 有 壮 阳 益 气 、 补 益 心 脾 、 养 血

ān shén　rùn fū měi róng děng duō zhǒng gōng xiào
安 神 、 润 肤 美 容 等 多 种 功 效 。

第一组

39 + 8 =

80 − 2 =

3 + 84 =

65 − 50 =

50 − 8 =

98 − 10 =

73 + 8 =

54 − 6 =

34 + 9 + 4 =

第二组

51 − 2 − 8 =

14 + 8 =

29 + 6 =

82 − 70 =

56 + 6 =

20 − 8 + 4 =

66 + 4 + 29 =

第三组

12 − 8 + 8 =

36 + 2 + 9 =

54 + 6 − 1 =

5 + 27 + 20 =

90 − (45 + 5) =

46 + 4 + 5 =

17 + 9 + 4 =

第四组

20 + (71 − 3) =

70 − 5 − 30 =

5 + 12 − 3 =

92 − 70 − 20 =

42 − 5 + 9 =

36 − 6 − 10 =

39 + 8 + 1 =

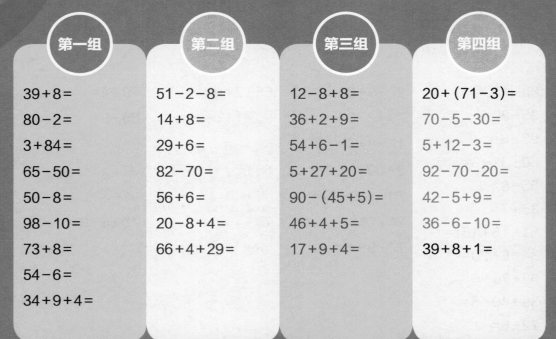

pú   tao

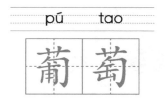

葡　萄

zhì chéng pú tao gān hòu
制 成 葡 萄 干 后，

táng hé tiě de hán liàng huì xiāng duì
糖 和 铁 的 含 量 会 相 对

zēng jiā duì fù nǚ
增 加， 对 妇 女、

ér tóng hé tǐ ruò pín xuè zhě yǒu
儿 童 和 体 弱 贫 血 者 有

zī bǔ zhī gōng xiào
滋 补 之 功 效 。

第一组

78＋2＋10＝

50－8＝

55＋6＋10＝

20＋10＋50＝

87－(33＋7)＝

28＋(22＋8)＝

51－3＝

19＋70－1＝

9＋6＝

57＋30＝

第二组

2＋85＝

90＋9＝

41－6＝

57＋7＝

96－80＝

21－9＝

15＋7＝

37＋4＝

64－20＝

85＋5＝

第三组

22＋8＋22＝

50＋43＝

34－6＝

75＋6＝

18＋9＋70＝

90－30－20＝

60－5＝

60－30＝

57＋5＝

56－9＝

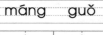

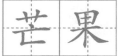

máng　guǒ

芒　果

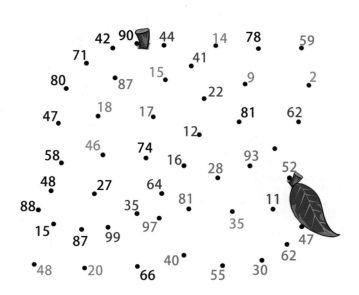

yǒu jiàn wèi shēng jīn　　zhǐ ǒu zhǐ kě　　zhǐ yūn　tōng jīng

有 健 胃 生 津 、 止 呕 止 渴 、 止 晕 、 通 经

lì niào děng gōng xiào

利 尿 等 功 效 。

第一组

27＋20＝

38＋4＝

80－2＝

2＋85＝

73＋8＝

10＋5＝

91－3＝

42＋6＝

50＋24＝

20＋27＝

第二组

2＋45＝

19－7＝

56－40＝

82－60＝

62＋0＝

72－8＝

3＋38＝

5＋39＝

81－70＝

41－6＝

第三组

82－8＝

99＋0＝

28＋7＝

20－5＝

95－60＝

50－30＝

0＋18＝

50－4＝

77＋4＝

mí hóu táo

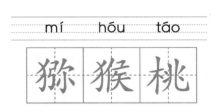

獼 猴 桃

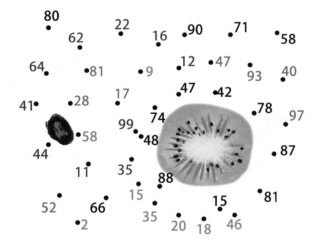

qí yíng yǎng fēng fù ké yǐ yǒu xiào de yù fáng zhì liáo

其 营 养 丰 富 ， 可 以 有 效 地 预 防 、 治 疗

biàn mì hé zhì chuāng

便 秘 和 痔 疮 。

第一组

17+10=
91-4=
81-3=
5+61=
60-2=
58+30=
100-10=
28+20=
36+6=
55-8=

第二组

51-4=
72-60=
4+40=
40-5=
14+8=
9+90=
4+60=
33+8=
9+2=
55+7=

第三组

52-40=
8+44=
33+60=
90-9=
19+9=
3+94=
66-4=
7+40=
9+8=
60-5=

xiāng jiāo

香 蕉

48   27 2   46   16   81
         55
    87   62 17   20   35   30
  78 11   47   74
9   80
    66 41   18
         71   62
  58 64   97   28
15   99   81
  88   22   44   93
40   90   35
         48   12 52
       42   47   15
    59
                    14

yǒu rùn cháng tōng biàn   jiàng xuè yā   jiàn nǎo   měi róng děng
有 润 肠 通 便 、 降 血 压 、 健 脑 、 美 容 等

gōng xiào
功 效 。

第一组	第二组	第三组
2+25+20=	30+9+3=	40+19+3=
91-9-8=	12+8-9=	72+20+7=
5+60+22=	45-5-5=	30+6-8=
65+10+6=	18+（11-7）=	67+20+6=
59-8+20=	60+30+9=	40+7+5=
30+30+20=	11-4+5=	90-30-20=
60-2+20=	57-6-7=	81+8-8=
65+6-5=	27+7+30=	43-6-7=
18+（11-2）=	14-5+7=	15+5-3=
58-7-9=	43+10+9=	60+（11-9）=

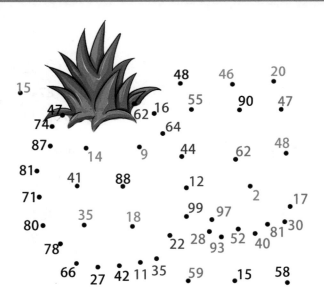

bō luó

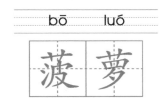

yǒu qīng lǐ cháng wèi　　lì niào xiāo zhǒng　　shēng jīn zhǐ kě
有清理肠胃、利尿消肿、生津止渴、
jiǎn féi měi róng děng gōng xiào
减肥美容等功效。

第一组

60 + 30 − 10 =
18 + 3 + 50 =
20 − 3 + 10 =
25 + 3 + 30 =
20 + 20 + 8 =
50 + 50 − 10 =
20 − 4 + 50 =
18 + 4 + 20 =
30 + 50 + 8 =
38 + 2 + 40 =

第二组

20 − (1 + 3) =
8 + 4 =
27 + 8 =
16 + 8 =
60 + 4 =
58 + 4 =
47 − 6 =
25 − 3 =
80 + 19 =
19 − 3 =

第三组

66 − 4 =
52 − 50 =
68 − 20 =
22 − 8 =
25 − 7 =
18 − 9 =
25 − 10 =
13 + 7 =
20 + 15 =
92 + 7 =

pí　pá

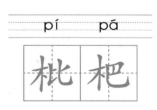

枇　杷

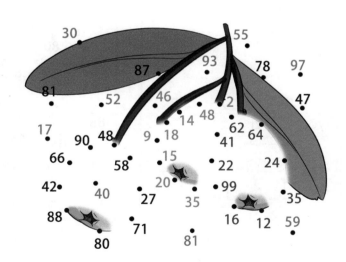

kě xiāo shǔ　zhǐ kě　cù jìn xiāo huà　hái kě zhì liáo
可 消 暑 、 止 渴 ， 促 进 消 化 ， 还 可 治 疗

ké sou　yǒu yù fáng gǎn mào de zuò yòng
咳 嗽 ， 有 预 防 感 冒 的 作 用 。

第一组

87-7=

17+30+40=

21+50=

25+3+60=

70-6+2=

10+20+18=

15+2+30=

98-80+60=

9+6=

70-50+60=

第二组

64-20=

20+44=

26-10=

42-7=

89+0+10=

16-4=

20+10+11=

71-60=

33-13+2=

30+14=

第三组

18+2+77=

70-8=

50-20=

17+3+32=

50-30+20=

43+30+20=

70-30+7=

75-70+12=

22-2+8=

30+50+17=

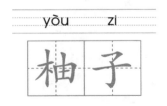

yòu   zi

柚 子

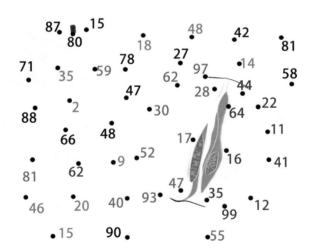

yǒu lǐ qì huà tán   rùn fèi qīng cháng   bǔ xuě jiàn pí de
有 理 气 化 痰 、 润 肺 清 肠 、 补 血 健 脾 的

gōng xiào
功 效 。

第一组

20+60+1=

28+40+10=

28+2+60=

68-10-10=

17+50-20=

70-20+16=

58+20+10=

12+9-6=

49+8+30=

13+8+60=

第二组

97-40-10=

82-70=

39+5=

30+28+6=

13+7-4=

38-7+10=

25+30-20=

31-9=

91+8=

71-5=

第三组

92-30=

61-20+40=

10-9+92=

67-7-30=

33+7=

23+7+22=

70-30+57=

98-80+10=

97-40-10=

22+70-30=

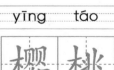

yīng táo

櫻 桃

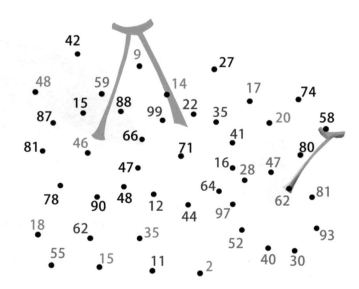

qí yíng yǎng fēng fù   tiě hán liàng gāo   jīng cháng shí yòng kě

其 营 养 丰 富 ， 铁 含 量 高 ， 经 常 食 用 可

yǐ qǐ dào bǔ xuè xiào guǒ

以 起 到 补 血 效 果 。

第一组

45＋6＋20＝

37＋4＋40＝

91＋7－20＝

99－9－10＝

27＋70－10＝

37＋3＋26＝

35－7＋20＝

19－9＋17＝

45－30＝

91－（10＋10）＝

第二组

46－1－10＝

18＋4＝

30－20＋2＝

24＋40＝

30＋32＝

10＋9－8＝

25－10＋1＝

24＋20＝

50－9＝

30＋5＝

第三组

2＋35＋60＝

49＋2＋30＝

48＋7＝

20＋27＝

15＋10＋5＝

70－20－10＝

40＋12＝

90－30＋33＝

99－70－1＝

90＋（6＋1）＝

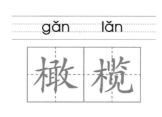

gǎn   lǎn

橄 榄

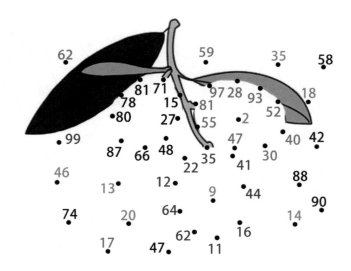

yǒu qīng fèi lì yān   shēng jīn zhǐ kě   jiě dú de gōng xiào

有清肺利咽、生津止渴、解毒的功效。

第一组

$30-2+20=$
$27+40+20=$
$90-3-40=$
$26+10+30=$
$40-9+50=$
$90-5-70=$
$27+50+1=$
$54+6+20=$
$20+18+4=$
$30+35+6=$

第二组

$42-7+9=$
$98-6-80=$
$29+30+5=$
$87+5-30=$
$80-70+6=$
$39+0+2=$
$87-2-50=$
$53+6+40=$
$30+31-50=$
$40+52-70=$

第三组

$40-8-10=$
$28+3+50=$
$60-10+2=$
$48-8-10=$
$20+7-10=$
$80-40+7=$
$28+7+20=$
$80-30+12=$
$3+74+20=$
$4+46-2=$

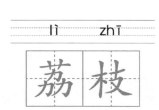

lì zhī

荔 枝

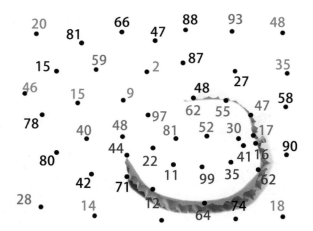

néng shēng jīn zhǐ kě　　hé wèi píng nì　　gān lì zhī yǒu

能 生 津 止 渴 、 和 胃 平 逆 ； 干 荔 枝 有

bǔ gān jiàn wèi　　yì qì yǎng xuè de gōng xiào　　shì zī

补 肝 健 胃 、 益 气 养 血 的 功 效 ， 是 滋

bǔ jiā pǐn

补 佳 品 。

第一组

64 − 5 + 7 =

49 + 8 − 30 =

81 + 8 − 8 =

98 − 20 + 9 =

21 + 29 − 8 =

84 + 6 − 10 =

70 − 30 + 38 =

30 + 40 + 20 =

95 − (75 + 5) =

99 − 20 + 9 =

第二组

44 + 6 + 40 =

3 + 66 + 30 =

79 − 50 + 6 =

26 + 20 − 2 =

62 − 20 − 30 =

61 − 3 + 6 =

66 − 10 − 40 =

72 − 50 + 40 =

35 + 6 − 30 =

50 − 9 + 40 =

第三组

47 + 9 − 40 =

17 + 3 + 35 =

60 − 5 + 7 =

35 − 8 + 20 =

75 − 50 + 3 =

90 − 2 + 5 =

20 + 30 + 47 =

33 + 40 + 8 =

72 − 2 − 30 =

21 + 40 + 20 =

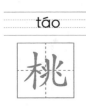

táo

桃

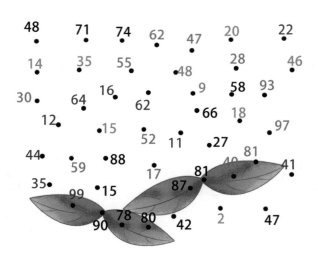

kě bǔ qì xuè   yǒu zī bǔ zuò yòng   hái kě zhì biàn mì

可 补 气 血 ， 有 滋 补 作 用 ； 还 可 治 便 秘 、

cù xiāo huà   qí yíng yǎng fēng fù   yào yòng jià zhí hěn gāo

促 消 化 。 其 营 养 丰 富 ， 药 用 价 值 很 高 。

第一组

28 + 8 + 30 =

90 − 30 + 14 =

67 − 50 + 10 =

40 + 30 + 11 =

20 + 57 + 10 =

60 − 50 + 32 =

47 + 3 + 30 =

80 − 20 + 18 =

78 − 70 + 7 =

100 − 10 − 0 =

第二组

60 + 24 + 6 =

58 − 40 + 4 =

30 + 14 − 0 =

70 − 20 + 14 =

23 − 7 =

49 + 3 + 10 =

8 + 4 =

70 − 50 + 15 =

46 + 3 + 50 =

45 + 5 + 40 =

第三组

90 − 30 + 4 =

6 + 24 + 22 =

48 + 40 + 5 =

49 + 9 − 30 =

64 − 20 + 3 =

74 − 9 − 10 =

40 + 30 − 8 =

72 + 20 + 5 =

90 − 9 − 0 =

48 + 2 − 20 =

jú

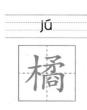

橘

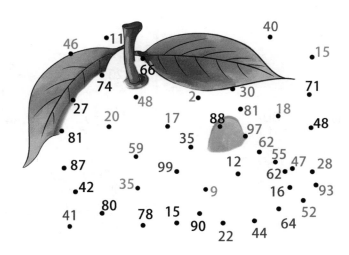

yǒu jiàn pí rùn fèi bǔ xuě qīng cháng tōng biàn děng

有 健 脾 、 润 肺 、 补 血 、 清 肠 、 通 便 等

gōng xiào

功 效 。

第一组	第二组	第三组
50＋30＋7＝	40＋10－6＝	60－3－10＝
80－4－5＝	50－20＋5＝	50＋10＋2＝
50－4－4＝	30－4－4＝	70－5－10＝
80－3－3＝	50＋10＋4＝	30－3－10＝
50＋8＋8＝	20－5－3＝	70－20－20＝
20＋5＋2＝	50＋6＋6＝	79－10－10＝
70－10－2＝	30－4－10＝	30＋30－20＝
50＋30＋8＝	50－4－5＝	68＋5＋20＝
60－3－10＝	60＋30＋9＝	72－10－10＝
30－5－10＝	30－10－9＝	40＋27－20＝

lián　ǒu

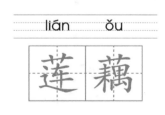

莲　藕

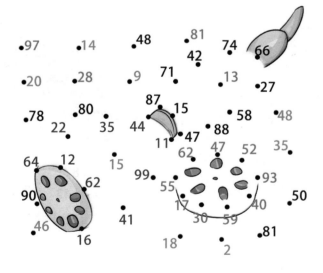

jù yǒu qīng rè shēng jīn　liáng xuě　sǎn yū　zhǐ xuě zhī

具 有 清 热 生 津 、 凉 血 、 散 瘀 、 止 血 之

gōng xiào

功 效 。

第一组

60 - 3 - 10 =

50 + 30 + 1 =

40 + 20 - 2 =

58 + 40 - 10 =

20 + 30 - 2 =

10 + 20 - 3 =

80 - 5 - 4 =

70 + (5 + 15) =

10 + 10 - 5 =

90 - (5 + 5) =

第二组

50 + 20 + 10 =

20 - 4 - 4 =

40 + 10 - 6 =

20 + 10 + 5 =

70 - (5 + 3) =

7 + 23 + 34 =

30 - 7 - 7 =

10 + 10 + 2 =

2 + 57 + 40 =

50 - 6 - 3 =

第三组

37 + 20 - 10 =

70 - 20 - 20 =

53 + 8 + 20 =

51 - 9 + 50 =

68 - 30 - 10 =

34 - 7 + 70 =

70 - 10 + 2 =

40 + 10 + 5 =

60 - 20 + 7 =

níng   méng

柠 檬

yǒu huà tán zhǐ ké   shēng jīn   jiàn pí de gōng xiào

有 化 痰 止 咳 、 生 津 、 健 脾 的 功 效 。

第一组

38＋6＋30＝

70－10＋6＝

50－10＋2＝

98－8－10＝

50＋10＋11＝

2＋88－2＝

78－（17＋3）＝

36＋4＋50＝

35－10－10＝

80－30－2＝

第二组

40－20－8＝

20＋30－6＝

70－3－3＝

80－8－10＝

80－70＋6＝

20－（3＋2）＝

60－20－5＝

30＋10＋1＝

30－4－4＝

40－20－9＝

第三组

50＋1－40＝

80－30－30＝

20－3－3＝

3＋47－4＝

88＋10－50＝

75－20－20＝

50－4－30＝

45－10－20＝

80－2－60＝

51－10－30＝

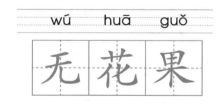

wú　huā　guǒ

无　花　果

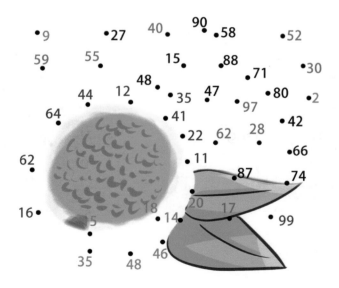

yǒu bǔ pí yì wèi　　rùn cháng tōng biàn　　rùn fèi lì yān děng

有 补 脾 益 胃 、 润 肠 通 便 、 润 肺 利 咽 等

gōng xiào

功 效 。

第一组

10 + 88 - 10 =
60 + 3 + 3 =
80 - 3 - 3 =
90 - 5 - 5 =
50 + 30 - 9 =
30 - 20 + 5 =
30 + 50 + 1 =
5 + 35 + 7 =
2 + 26 + 20 =
60 + 19 + 9 =

第二组

20 - 5 - 3 =
20 - 1 + 80 =
30 - 10 - 9 =
40 - 20 + 2 =
50 - 5 - 10 =
60 - 9 - 10 =
20 + 30 - 6 =
70 - 4 - 2 =
50 + 10 + 2 =
40 - 4 - 20 =

第三组

30 - 20 + 6 =
30 + 60 + 7 =
50 - 20 - 0 =
27 + 3 - 2 =
2 + 58 + 2 =
50 + 30 + 13 =
76 + 4 + 1 =
80 - 30 + 2 =
55 - 5 - 10 =
60 - 20 + 8 =

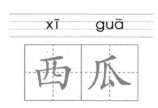

xī guā

西 瓜

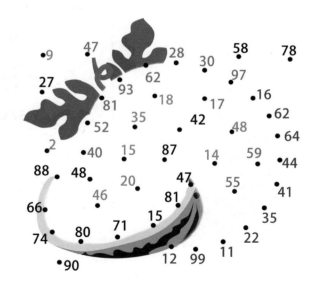

kě qīng rè jiě shǔ   bǔ chōng shēn tǐ suǒ quē fá de shuǐ fēn
可 清 热 解 暑 ， 补 充 身 体 所 缺 乏 的 水 分 ，

lì niào   duì huáng dǎn yǒu yí dìng de zhì liáo zuò yòng
利 尿 ， 对 黄 疸 有 一 定 的 治 疗 作 用 。

虫、介、禽、鳞部本草

第一组

30＋20＋5＝
50－2＝
2＋57＝
20＋40＋12＝
30－4＝
10＋11＝
30＋30＋8＝
17＋5＝
8＋90＝
40＋10＋5＝

第二组

50＋22＝
3＋33＝
20－10＝
61－4＝
20－8＝
50＋5＋3＝
20－9＝
62＋30＝
50＋20＋9＝
30－2＝

第三组

10＋10＋8＝
30－10－8＝
50＋40＋8＝
20＋15＝
2＋77＝
40－4＝
60＋20＋7＝
30＋30＝
41－4＝
20＋6＝

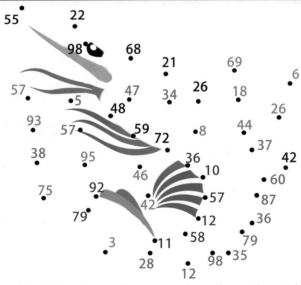

xiā

虾

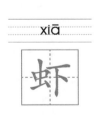

xiā shì yì zhǒng dàn bái zhì fēi cháng fēng fù　yíng yǎng jià zhí
虾 是 一 种 蛋 白 质 非 常 丰 富 、 营 养 价 值

hěn gāo de shí wù　jù yǒu fáng zhì dòng mài yìng huà hé guān
很 高 的 食 物 ， 具 有 防 治 动 脉 硬 化 和 冠

xīn bìng de zuò yòng děng
心 病 的 作 用 等 。

第一组

30+10+8 =

17+5 =

50-8 =

30+30+8 =

60-1 =

50+20+9 =

30+40+2 =

48+7 =

30-4 =

14+7 =

第二组

50-2 =

20+30+7 =

88+4 =

30-20 =

41-30 =

29+7 =

93-90 =

32-20 =

3+55 =

71-2 =

第三组

30-9 =

36+6 =

55+40 =

23-5 =

3+72 =

96-90 =

88-80 =

38+4 =

hǎi mǎ

海 马

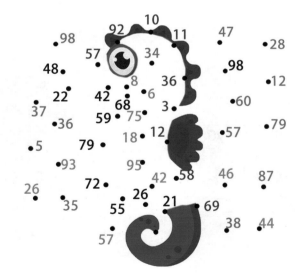

jù yǒu qiáng shēn jiàn tǐ   shū jīn huó luò   xiāo yán zhǐ tòng
具 有 强 身 健 体 、 舒 筋 活 络 、 消 炎 止 痛 、

zhèn jìng ān shén   zhǐ ké píng chuǎn děng gōng xiào
镇 静 安 神 、 止 咳 平 喘 等 功 效 。

第一组	第二组	第三组
50＋9＝	56－30＝	50－10－5＝
10＋12＝	50＋40＋2＝	95－90＝
88＋10＝	31－20＝	46－10＝
30＋18＝	17＋40＝	54＋6＝
22＋20＝	60－50＝	99－20＝
59＋20＝	40－4＝	77－30＝
30－9＝	42－30＝	20＋14＝
62＋10＝	98－40＝	92－80＝
61－6＝	78－60＝	10＋18＝
36－10＝	65－30＝	26＋22＝

lǐ　　yú

鲤鱼

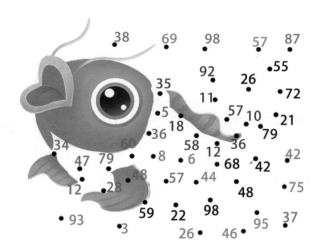

cháng shí yòng lǐ yú yǒu jiàng dī dǎn gù chún　　fáng zhì dòng mài
常食用鲤鱼有降低胆固醇，防治动脉

yìng huà　　guān xīn bìng děng zuò yòng
硬化、冠心病等作用。

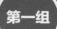

第一组

46－20＝

70－2＝

92－20＝

99－40＝

20＋20＋8＝

8＋90＝

30＋30＋19＝

12＋20＋10＝

60－5＝

41－20＝

第二组

16＋10＝

50＋40＋2＝

60－3＝

81－70＝

60－50＝

56－20＝

62－50＝

50＋8＝

40－3＝

86－80＝

第三组

26－20＝

83－80＝

40＋6＝

58－40＝

30－4＝

90＋3＝

70－1＝

80＋15＝

37＋20＝

30－9＝

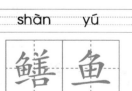

shàn yú

鳝 鱼

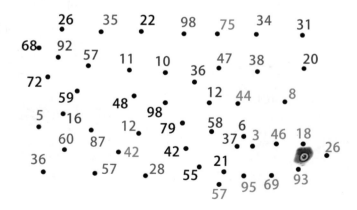

yǒu qīng rè jiě dú　liáng xuè zhǐ tòng　qū fēng xiāo zhǒng
有 清 热 解 毒 、 凉 血 止 痛 、 祛 风 消 肿 、

rùn cháng zhǐ xuè děng gōng xiào　néng jiàng dī hé tiáo jié xuè táng
润 肠 止 血 等 功 效 ， 能 降 低 和 调 节 血 糖，

duì zhì chuāng　táng niào bìng yǒu jiào hǎo de zhì liáo zuò yòng
对 痔 疮 、 糖 尿 病 有 较 好 的 治 疗 作 用。

第一组

42 − 20 =

40 + (3 − 1) =

30 + 40 + 2 =

59 + 9 =

62 − 7 =

60 + 5 − 6 =

34 − 8 =

55 − 7 =

84 − 5 =

88 + (8 + 2) =

第二组

21 − 10 =

60 − 10 + 8 =

76 − 40 =

13 − 1 =

19 − 9 =

48 + 9 =

85 + 9 + 4 =

95 − 3 =

66 − 6 =

42 − 20 =

第三组

20 + 2 =

9 + 4 − 10 =

19 − 1 =

50 − 4 =

89 + 4 =

62 − 5 =

75 − 70 + 1 =

20 − 9 =

16 − (2 + 6) =

86 + 6 =

yā   ròu

鸭 肉

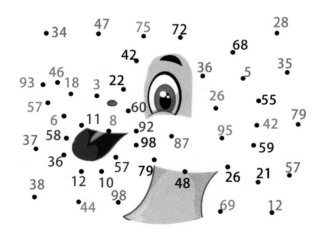

其营养丰富，易于吸收，有较强的滋补作用，可以增强体质；经常食用鸭肉对预防心脑血管疾病有较好的效果。

第一组

$65 - 6 =$

$86 - 7 =$

$90 + (2 + 6) =$

$54 - 6 =$

$31 - 10 =$

$74 - 6 =$

$62 - 7 =$

$75 + 5 - 8 =$

$33 - 7 =$

$65 - 6 =$

第二组

$30 - 20 + 1 =$

$45 - 9 =$

$45 - 7 =$

$80 - (10 + 10) =$

$62 - 4 =$

$64 - 7 =$

$86 + (1 + 5) =$

$11 + (4 - 3) =$

$40 - 30 =$

$21 - 10 =$

第三组

$42 - 30 =$

$90 + (7 - 4) =$

$36 + 10 =$

$66 - 9 =$

$9 + 4 + 5 =$

$70 - 1 =$

$43 - 40 =$

$86 + 9 =$

$12 - 6 =$

$76 + 3 =$

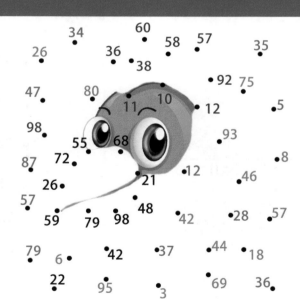

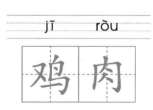

jī ròu

鸡 肉

yǒu jiào hǎo de zī bǔ zuò yòng qí yíng yǎng chéng fèn yì xī
有 较 好 的 滋 补 作 用 ， 其 营 养 成 分 易 吸

shōu yīn cǐ jīng cháng shí yòng yǒu qiáng shēn jiàn tǐ de gōng xiào
收 ， 因 此 经 常 食 用 有 强 身 健 体 的 功 效 ，

yíng yǎng bù liáng shēn tǐ xū ruò zhě yóu shì yí shí yòng
营 养 不 良 、 身 体 虚 弱 者 尤 适 宜 食 用 。

第一组

$66-6-5=$

$72-4=$

$82-10=$

$50+9=$

$11+1+10=$

$55-7=$

$90+8=$

$82-3=$

$34+8=$

$41-20=$

第二组

$31-10=$

$48+3+6=$

$16-6=$

$99-7=$

$30+(9-3)=$

$65-7=$

$6+(66-60)=$

$15-4=$

$99-9-3=$

$66-6-5=$

第三组

$22+4=$

$22-4=$

$68+3+4=$

$46-2=$

$99-(8-2)=$

$49+8=$

$83+7+5=$

$80-1-10=$

$40+2=$

$30-4=$

mǔ   lì

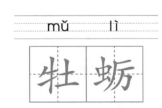

牡 蛎

shí yòng mǔ lì kě qiáng shēn jiàn

食 用 牡 蛎 可 强 身 健

tǐ   duì gān yán   jié hé   xīn xuè guǎn xì tǒng jí bìng

体 ， 对 肝 炎 、 结 核 、 心 血 管 系 统 疾 病 、

lǎo nián zhì lì shuāi tuì děng zhèng yě yǒu fǔ zhù zhì liáo zuǒ yòng

老 年 智 力 衰 退 等 症 也 有 辅 助 治 疗 作 用 。

第一组	第二组	第三组	第四组
24+2=	30-8=	41-30=	28-20-2=
70+(8-6)=	50-(20+20)=	88+7=	44+3=
62-3=	45-9=	72-3=	45-9=
20+22=	65-8=	15+5+6=	86-80-1=
30-9=	20-(88-80)=	33-30+15=	92-5=
36+4+8=	60+2-4=	30+6+10=	45-10=
88-9=	12+(20+60)=	15-(10+2)=	
58-6-10=	41-30=	35-30+1=	
10+(10+2)=			

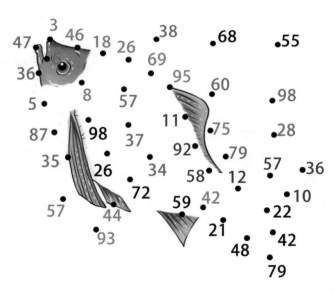

jì yú

鲫 鱼

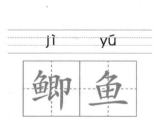

shí yòng jì yú yì yú xiāo huà xī shōu   kě jiàn pí lì shī

食用鲫鱼易于消化吸收，可健脾利湿，

hé zhōng kāi wèi   jù yǒu jiào qiáng de zī bǔ zuò yòng

和中开胃，具有较强的滋补作用。

第一组	第二组	第三组	第四组
$80+8-40=$	$82-3=$	$95-3=$	$79-70-3=$
$7+(9+6)=$	$22-2-10=$	$89+4=$	$90+(98-90)=$
$45+10=$	$45-9=$	$22-4=$	$43-8=$
$72-4=$	$60-2=$	$51-5=$	$30+40+9=$
$88-6-10=$	$10+(22-20)=$	$36-10=$	$90-30=$
$63-4=$	$21-10=$	$69+6=$	$40+(12-4)=$
$89+9=$	$62-5=$	$50-6=$	
$82-3=$	$99-2-5=$	$10-(12-8)=$	

é   ròu

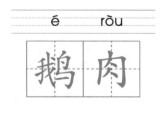

鹅　肉

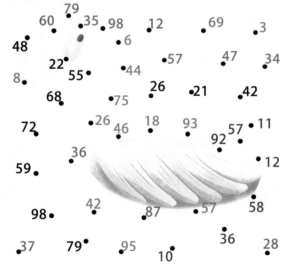

qí yíng yǎng fēng fù　jīng cháng shí yòng yǒu zī bǔ gōng xiào
其营养丰富，经常食用有滋补功效，

shì yí yú bìng hòu shēn tǐ xū ruò zhě jìn bǔ　kě yǐ yǎng
适宜于病后身体虚弱者进补，可以养

wèi bǔ qì
胃补气。

第一组

75 − 7 =
20 + 2 =
54 − 4 − 2 =
90 + (78 − 70) =
69 − 10 =
81 − 9 =
60 − 3 − 2 =
25 + 10 − 9 =

第二组

35 − 9 =
44 − 30 − 4 =
33 + (8 − 5) =
28 − 9 − 8 =
85 + 10 − 3 =
62 − 5 =
62 − 4 =
22 + 20 − 30 =

第三组

22 − 10 =
64 + 1 + 10 =
18 + 8 =
54 − 9 + 1 =
99 − 6 =
25 − 7 =
20 − 10 − 7 =
15 − 9 =

第四组

22 − 12 − 4 =
75 − 10 − 5 =
28 + 8 =
88 − 9 =
48 + 9 =
94 − 7 =

bàng

蚌

42 21
34 95 58 28
92 75 5 35
37 36 57 12 46 79
11 26 26 18
47 26 10 8 93 3
72 55 44 98 42 6
38 59 57 57 60
69 98 48 22 68 12 87 79 36
57

jù yǒu qīng rè zī yīn yǎng gān míng mù de zuò yòng duì
具 有 清 热 滋 阴 、 养 肝 明 目 的 作 用 ， 对

gān shèn yīn xū mù hūn yǎn huā yě yǒu yí dìng liáo xiào
肝 肾 阴 虚 、 目 昏 眼 花 也 有 一 定 疗 效 。

第一组	第二组	第三组	第四组
$50+5=$	$31-9=$	$60-5=$	$72-3=$
$53-5=$	$90+2=$	$88+5=$	$76-6-10=$
$65-3+10=$	$45-9=$	$30+(56-40)=$	$45-9=$
$50+(99-90)=$	$40-30=$	$38-(50-30)=$	$80-1=$
$72-4=$	$9+(8-5)=$	$34-8=$	$62-5=$
$22+8-4=$	$62-4=$	$12-9=$	$44-9=$
$90+8=$	$62-5=$	$63-6=$	$66-9=$
$20+2=$		$70-1=$	

zhà chán

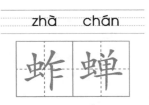

蚱 蝉

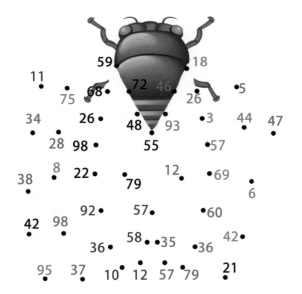

yǒu shēng jīn zhǐ kě bǎo fèi yì shèn kàng jūn jiàng yā de
有 生 津 止 渴 、 保 肺 益 肾 、 抗 菌 降 压 的
zuò yòng duì yān hóu zhǒng tòng yě yǒu liáo xiào
作 用 ， 对 咽 喉 肿 痛 也 有 疗 效 。

第一组

20+6=

60+8=

99-5+4=

70+9=

52-4=

60-2+1=

30-9=

40+32=

第二组

81-9=

80-70=

25-20+6=

62-5=

30+(10-4)=

95-3=

62-4=

第三组

90+(85-80)=

77-8=

88-80=

35+7=

70+(14-9)=

66-60=

50-6=

第四组

53-9=

78-70-3=

90+(88-80)=

40-6=

40+7=

45-7=

30+30=

80+7=

xiē   zǐ

蝎 子

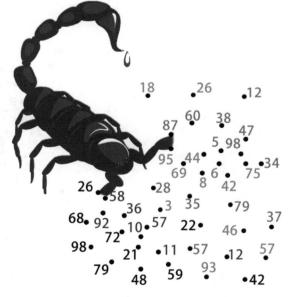

有调节人体机能、促进人体新陈代谢、

增强细胞活力等功效。

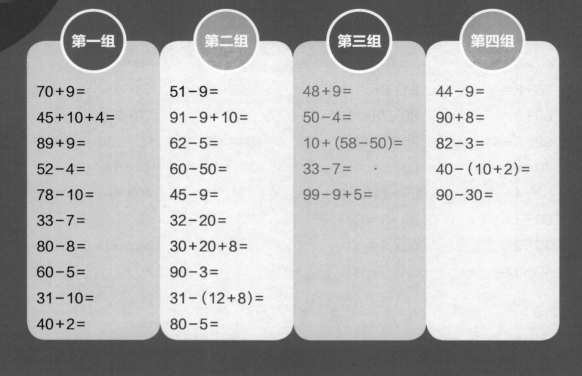

第一组	第二组	第三组	第四组
70＋9＝	51－9＝	48＋9＝	44－9＝
45＋10＋4＝	91－9＋10＝	50－4＝	90＋8＝
89＋9＝	62－5＝	10＋(58－50)＝	82－3＝
52－4＝	60－50＝	33－7＝	40－(10＋2)＝
78－10＝	45－9＝	99－9＋5＝	90－30＝
33－7＝	32－20＝		
80－8＝	30＋20＋8＝		
60－5＝	90－3＝		
31－10＝	31－(12＋8)＝		
40＋2＝	80－5＝		

biē

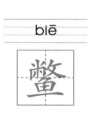

鳖

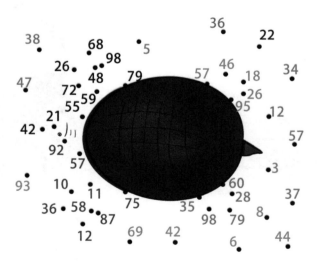

qí ròu wèi xiān měi　　yíng yǎng fēng fù　　yǒu huó xuè huà yū
其 肉 味 鲜 美 、 营 养 丰 富 ， 有 活 血 化 瘀 、

zī bǔ qiǎng shēn de gōng xiào
滋 补 强 身 的 功 效 。

草部本草

第一组

50 + 5 =

72 − 4 =

62 − 3 =

30 − 4 =

50 + 5 − 7 =

20 + 70 + 8 =

第二组

88 + 10 =

66 − 8 =

46 − 10 =

50 − 40 =

32 − 20 =

62 − 5 =

89 + 3 =

21 − 10 =

62 − 7 =

第三组

40 − 4 =

32 − 6 =

84 − 9 =

33 − 30 =

45 + 50 − 2 =

26 − (13 + 7) =

20 − 2 =

第四组

61 − 3 =

70 + (35 − 30) =

80 + 7 =

85 − 6 =

43 − 3 − 5 =

65 − 60 =

86 + 4 + 8 =

rén　shēn

人 参

有 大 补 元 气 、 复 脉 固 脱 、 补 脾 益 肺 、

生 津 、 安 神 的 功 效 。

第一组	第二组	第三组	第四组
20+2=	72-30=	33-30=	35-9=
62-3=	90-80+1=	85+10=	92-5=
15+6=	62-5=	61-4=	21-9=
59+9=	80-70=	87+6=	19+9=
70+2=	45-9=	22-4=	87+3+8=
32+8+8=	32-20=	82-7=	66-9=
90+8=	66-8=	31-5=	82-3=
30+12=	18+4=		93-80-10=

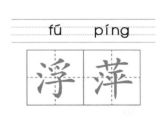

fú　　píng

浮　萍

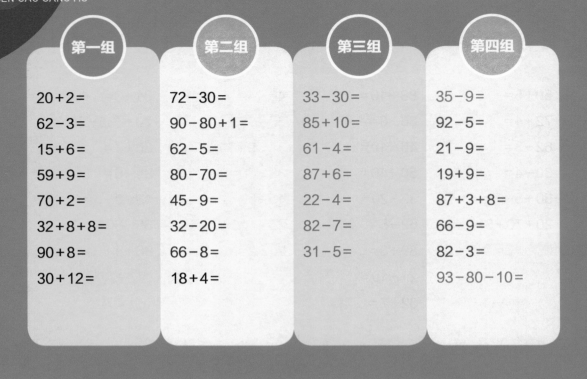

kě qīng rè jiě dú　　yǒu jiàng xuè yā　　kàng jūn　　lì niào
可 清 热 解 毒 ， 有 降 血 压 、 抗 菌 、 利 尿

de zuò yòng
的 作 用 。

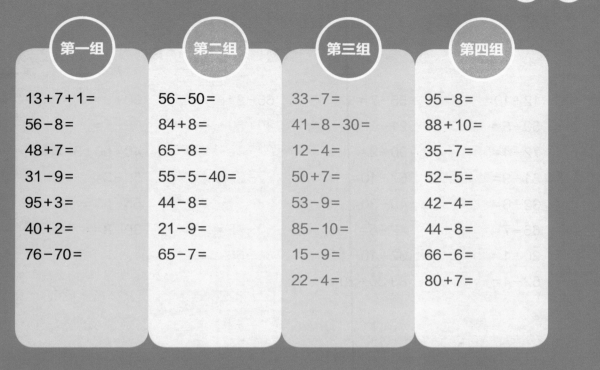

第一组	第二组	第三组	第四组
13+7+1=	56-50=	33-7=	95-8=
56-8=	84+8=	41-8-30=	88+10=
48+7=	65-8=	12-4=	35-7=
31-9=	55-5-40=	50+7=	52-5=
95+3=	44-8=	53-9=	42-4=
40+2=	21-9=	85-10=	44-8=
76-70=	65-7=	15-9=	66-6=
		22-4=	80+7=

jú   huā

菊 花

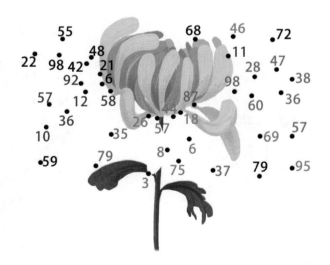

yǒu shū sàn fēng rè   píng gān míng mù   qīng rè jiě dú de
有 疏 散 风 热 、 平 肝 明 目 、 清 热 解 毒 的

gōng xiào
功 效 。

第一组	第二组	第三组	第四组
12+10=	55-7=	66-8=	60+9=
50+5=	21-10=	40+50+5=	35-7=
72-4=	90+2=	22-4=	40+50+8=
81-9=	67-10=	32-6=	50-3=
32-6=	40-30=	88+5=	55-50=
66-7=	42-6=	50+25=	30-8=
20+1=	32-10-10=	66-60=	
52-4=	8+30+20=	71-2=	

lóng   dǎn

龙 胆

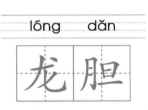

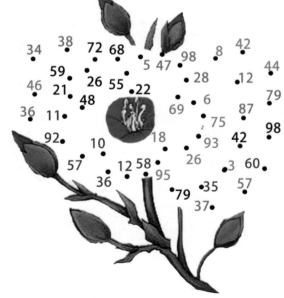

yǒu qīng rè zào shī　 xiè gān dǎn huǒ 　bǎo gān jí jiàn wèi

有 清 热 燥 湿 、 泻 肝 胆 火 、 保 肝 及 健 胃

děng gōng xiào

等 功 效 。

第一组

52－4＝

67＋5＝

62－7＝

50＋9＝

83－4＝

15＋6＝

71－3＝

26－4＝

90＋8＝

52－4＝

第二组

62－5＝

40＋50＋2＝

50－40＝

21－10＝

45－9＝

20－8＝

62－4＝

51－4＝

13＋5＝

81－6＝

第三组

66＋9＝

30－4＝

52－6＝

88＋5＝

30－7－20＝

61－4＝

85＋10＝

71－2＝

13－7＝

21－20＋7＝

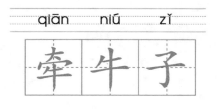

qiān niú zǐ

牵 牛 子

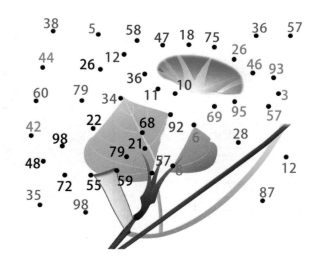

yǒu xiě shuǐ tōng biàn
有 泻 水 通 便 、
shā chóng gōng jī
杀 虫 攻 积 、
xiāo tán dí yǐn de
消 痰 涤 饮 的

gōng xiào
功 效 。

第一组	第二组	第三组
$12+10=$	$35-30+16=$	$50+7=$
$40+5+10=$	$62-5=$	$33-7=$
$72-4=$	$40-30=$	$66-60=$
$65+7=$	$45-9=$	$35+7=$
$55+4=$	$21-9=$	$71-2=$
$51-3=$	$60-2=$	$88-80=$
$50-8=$	$20-9=$	$51-7=$
$85+3+10=$	$85+7=$	$80-5=$
$83-4=$	$25-20=$	$21-3=$
$20+1=$	$20+2=$	$23+70=$

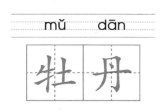

mǔ　dān

牡　丹

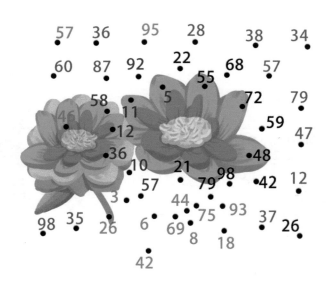

kě qīng rè huó xuè　　yǒu zhèn jìng　　jiàng xuè yā de zuò yòng
可 清 热 活 血 ， 有 镇 静 、 降 血 压 的 作 用 。

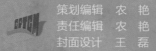

策划编辑　农　艳
责任编辑　农　艳
封面设计　王　磊

内容提要

　　为弘扬传统文化，传播中医药知识，我们将数学、绘画、中草药知识相结合形成了一套趣味数学练习丛书。本套书共分上、下两册，小学一年级适用。我们提倡" 玩中练，做中学 "的理念，把枯燥的口算练习迁移到可描绘、可实践的活动中，从而实现学生口算练习从" 要我练 "到" 我要练 "的转型。

读中医药书，走健康之路
扫一扫 关注中国中医药出版社系列微信

服务号
（zgzyycbs）

悦读中医
（ydzhongyi）

上架建议：口算/中医药文化

ISBN 978-7-5132-8661-9

9 787513 286619 >

定价：58.00元（上下册）

一起向未来
YIQIXIANGWEILAI

中医药文化系列丛书

上册

"绘算"本草纲目

HUI SUAN
BEN CAO GANG MU

小学一年级适用

方鸿琴 —— 主编

全国百佳图书出版单位
中国中医药出版社

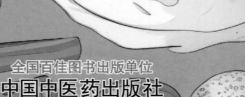